Dr. med. Franziska Rubin

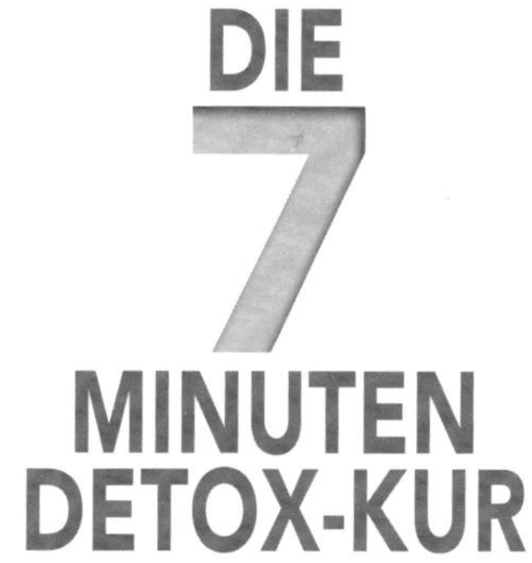

DIE 7 MINUTEN DETOX-KUR

NATÜRLICH RUNDERNEUERT IN NUR 3 WOCHEN

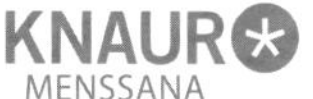

KNAUR
MENSSANA

Besuchen Sie uns im Internet:
www.mens-sana.de

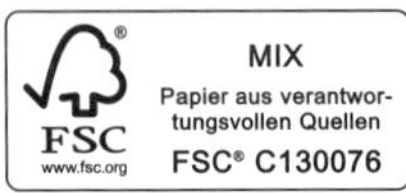

Aus Verantwortung für die Umwelt hat sich die Verlagsgruppe Droemer Knaur zu einer nachhaltigen Buchproduktion verpflichtet. Der bewusste Umgang mit unseren Ressourcen, der Schutz unseres Klimas und der Natur gehören zu unseren obersten Unternehmenszielen.
Gemeinsam mit unseren Partnern und Lieferanten setzen wir uns für eine klimaneutrale Buchproduktion ein, die den Erwerb von Klimazertifikaten zur Kompensation des CO_2-Ausstoßes einschließt. Weitere Informationen finden Sie unter:
www.klimaneutralerverlag.de

Originalausgabe Dezember 2021
Knaur Verlag
Ein Imprint der Verlagsgruppe
Droemer Knaur GmbH & Co. KG, München
Alle Rechte vorbehalten. Das Werk darf – auch teilweise –
nur mit Genehmigung des Verlags wiedergegeben werden.
Redaktion: Gudrun Strigin
Vignetten: Antje Kahl
Covergestaltung: ZERO Werbeagentur, München
Coverabbildung: Silvio Knezevic und koya979 / shutterstock.com
Satz: Veronika Preisler, München
Gesamtherstellung: Printfactory, Istanbul
ISBN 978-3-426-65894-9

5 4 3 2 1

INHALT

VORWORT

Detox ist ein Begriff, der insbesondere zum Jahreswechsel nach den Schlemmertagen oder aber zum Frühjahr überall zu lesen ist. Klar, wie schön wäre es, wenn man sich einfach eine neue Haut kaufen könnte, Leber und Niere zur Wartung geben und das Herz von altem Schmerz befreien könnte. Der Detox-Markt ist daher riesig, viele Menschen lassen sich diesen Wunsch nach Runderneuerung ordentlich Geld kosten, meist für Nahrungsergänzungsmittel und gesunde Drinks oder Pülverchen. Dabei braucht unser Körper das in der Regel gar nicht, sondern eher ein bisschen Zuwendung auf den verschiedensten Ebenen. Wie in meinem Buch *7 Minuten – endlich gesünder leben*, werden Sie auch hier feststellen, dass man gar nicht viel Zeit braucht, um etwas für sich zu tun. Knackige 7 Minuten am Tag sind genug, um seine Organe zu stärken, die Haut zur Erneuerung anzustupsen oder das Immunsystem zu pimpen. Versprochen: Wenn Sie diese Zeit investieren, werden Sie spüren, wie dankbar Ihr Körper ist für kleine Anstöße hier und da.

Zudem werden Sie verstehen, was Ihr Körper wirklich braucht, um sich zu regenerieren, und können das Gelernte dann auch weiterhin anwenden. Für die nächste 3-Wochen-Detox-Kur oder Sie nehmen den einen oder anderen Tipp mit ins tägliche Leben. Sie werden sehen, wie gut es tut, Geist und Seele gleichermaßen von unnötigem Ballast zu befreien.

Alles, was es braucht, sind **7 Minuten am Tag für 3 Wochen, um**

- Ihre Reserven aufzufüllen an allem, was Ihr Körper zur Gesundheit braucht,
- Ihren Kopf klarer zu bekommen und besser zu fokussieren,
- Ihre Selbstheilungskräfte anzukurbeln,
- Ihr Immunsystem fit zu machen,
- Ihr Leben zu entrümpeln,
- noch schöner zu werden,
- Ihre Wünsche, Sehnsüchte zu erfassen und so eher zu verwirklichen und
- sich selbst zu verwöhnen, Körper, Geist, Seele Gutes zu tun!

Außer den 7 Minuten benötigen Sie eigentlich nur Dinge, die Sie eh im Haushalt haben:
einen Mixer, ein paar Tücher, Zettel und Stift, Wasser, Musik, Öl, Salz, ein paar Gewürze, frische Lebensmittel und Freude am Ausprobieren. Im Gegensatz zu anderen – meist sehr teuren – Kuren und zweifelhaften Versprechen, kostet diese sehr wenig und die Anregungen sind häufig sogar durch Studien wissenschaftlich belegt.

Viel Erfolg und Spaß!
Ihre

7 × 3 = 21× RESET FÜR KÖRPER, GEIST UND SEELE

Nein, das wird keine Mathestunde, aber etwas hat mein Detox-Programm schon mit dem Einmaleins zu tun. Und zwar habe ich für Sie aus 7 Lebensstilbereichen jeweils 3 Tipps = 21 zusammengestellt. So können Sie in den kommenden 3 Wochen jeden Tag eine neue Detox-Empfehlung ausprobieren. Am Ende werden Sie entscheiden, was am besten zu Ihnen und Ihrem Leben passt, was Ihnen besonders guttut und was Sie nicht mehr missen möchten. Dies sind die 7 Detox-Rubriken:

Gesundheit

»Hauptsache gesund« ist nicht nur der Titel des TV-Formats, das ich viele Jahre moderiert habe, sondern ein wichtiger Wert in unserem Leben und ein oft geteilter Wunsch, besonders zum Jahresbeginn, zu Geburtstagen oder anderen Anlässen.
Etwas gesünder, fitter und besser entgiftet geht immer. Dafür braucht es oft gar nicht viel. Ein warmer Wickel für die Leber oder eine Heißwasserkur (siehe Karten) aus dem Ayurveda und schon helfen Sie Ihrem Körper, Abfall besser loszuwerden. Gesundheit macht glücklich, Glück macht wiederum gesund.

Mind-Body-Medizin

Dieser moderne Begriff hat sowohl den Körper (body) als auch den Geist (mind) im Blick. Denn die beiden sind untrennbar miteinander verbunden. Das Tolle daran, man kann das »Pärchen« animieren, sich gegenseitig zu helfen. Besonders, wenn es um mehr Entspannung und weniger Stress geht. Auch dafür reichen 7 Minuten. Manchmal hilft es, nur auf die richtige Stelle zu drücken, oder Sie machen eine kurze Anwendung und schon haben Sie den Entspannungsnerv aktiviert, der fast den ganzen Körper durchzieht.

Ernährung

Essen ist Treibstoff und gleichzeitig Medizin. Mit guten oder weniger guten Nebenwirkungen. Sie wollten schon lange ein paar Pfunde abnehmen, etwas weniger Fleisch und mehr »Grünzeug« essen? Gut so. Mehr Ballaststoffe, Vitamine und sekundäre Pflanzenstoffe sind ein Rundumpaket für mehr Gesundheit. Sie glauben, die Zubereitung kostet viel Zeit? Nicht, wenn Sie eine 7-Minuten-Basissoße zubereiten und die auch noch für mehrere supergesunde Gerichte nutzen. Tipps für Essen, dass uns innen und außen leichter und dazu jünger macht, gibt's in dieser Detox-Box.

Selbstreflexion

Jeder kennt den Satz: Liebe deinen Nächsten. Aber der Satz geht weiter. Da heißt es nämlich auch gleich »wie dich selbst«. Und das ist genauso wichtig. Wenn wir nicht für uns selbst sorgen und uns wertschätzen, tut das auch kaum ein anderer. Deshalb gehört das Thema unbedingt zu einem seelischen Detox-Programm. Es wirkt so befreiend, Altes loszulassen, oder zu lernen, wie man mit den 3 goldenen A bessere Entscheidungen trifft und auch das Lachen im Leben nicht vergisst.

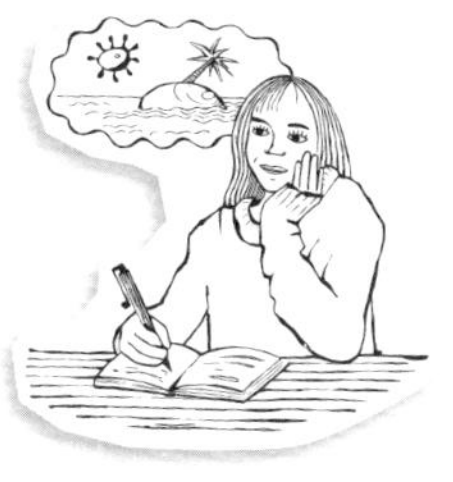

Bewegung

Davon brauchen wir viel, das weiß jeder. Davon haben wir zu wenig (in der Regel), das weiß auch jeder und deshalb gehört ein »Mehr davon« mit zu den beliebtesten (und vor allem wichtigen) guten Vorsätzen. Denn Bewegung ist Schmiermittel für die Gelenke, ordert Zucker aus dem Blut in die Muskeln (das beste Antidiabetes-medikament), hält Sehnen und Bänder geschmeidig, beugt Krebs vor und aktiviert die Entgiftungsorgane. Ob Bauchpresse, Hula oder Dancing – mit 7 Minuten sind Sie dabei, und das auch noch mit Spaß.

Ich und Du – miteinander glücklich sein

Wir sind soziale Wesen, brauchen Nähe, Geborgenheit, Austausch und Aufgaben in einer Gruppe oder in der Gesellschaft. Aber Gemeinschaft kann auch sehr anstrengend sein. Trauen Sie sich manchmal höflich Nein zu sagen und sich dadurch vor Überlastung oder sogar einem Burn-out zu schützen. Und Sie werden lernen, mal eine Beziehung mit nur 7 Minuten Aufwand »giftfreier« zu gestalten. Ein Garant für mehr Zufriedenheit und Freude.

Schönheit – außen wie innen

Frisches Aussehen, ein gepflegter Körper, eine gut sitzende Frisur, etwas Make-up und schon finden wir uns nicht nur schön, sondern fühlen uns gleich besser. Und wer freut sich nicht über Komplimente, wenn auch andere feststellen: »Du siehst aber heute gut aus!«

Gönnen Sie sich regelmäßig Wohlfühleinheiten für die Haut und die Seele. Mein kleines Schönheitsprogramm hilft, die Haut zu erneuern, gut mit Nährstoffen zu versorgen und straffer zu machen. Die nächsten Komplimente sind Ihnen sicher.

DAS KLEINE DETOX-PROGRAMM MIT GROSSER WIRKUNG

Wir glauben oft, nur radikale Veränderungen bringen uns zum Ziel, machen gesünder, entspannter, schlanker oder erfolgreicher. Und dann suchen wir dafür einen geeigneten Startpunkt: Oft ist es der Jahreswechsel, manchmal der Urlaub, ein neuer Lebensabschnitt oder ein anderes Ereignis, so nach dem Motto »Alles neu macht der Mai«. Doch damit überfordern wir uns in der Regel. Nach dem ersten Schwung fallen wir in alte Gewohnheiten zurück, weil wir eben schon lange in diesen bequem »wohnen«. Die Macht des Gewohnten ist groß. Durchbrechen kann man sie mit kleinen Veränderungen. Um im Bild der Wohnung zu bleiben, reicht es schon, einem Zimmer etwas Farbe zu verpassen. Kleine Dinge, die für ein neues Lebensgefühl sorgen. Das macht auch mein 3-Wochen-Detox-Programm. Gehen Sie neue Wege, probieren Sie für 7 Minuten am Tag aus, was sich für Sie gut anfühlt und vor allem einfach in den Alltag integrieren lässt.
Fakt ist: Wir unterschätzen oft die Wirkung kleiner Veränderungen. Doch es lohnt sich, genau an solchen Mini-Schrauben zu drehen, wie die 5 folgenden Beispiele zeigen.

5 kleine Veränderungen, die beim Abnehmen helfen

Nur 1 TL Zucker weniger

Sie trinken gerne den Kaffee mit Zucker? Nehmen wir an, Sie genießen 2 Tassen täglich und verwenden je 1 Teelöffel Zucker (4 g = 16 kcal), also insgesamt 8 g. Das macht am Tag 32 kcal. Nicht viel, stimmt's? Aber aufs Jahr gerechnet, summiert sich das bisschen Zucker auf 11 680 kcal und macht etwa anderthalb Kilo auf den Hüften. Um diese Menge Energie wieder zu verbrennen, müsste eine mittelgroße 40-jährige Frau, die 65 Kilogramm wiegt, etwa 35 Stunden joggen, um das Gewicht zu halten. Weniger Süßes entlastet auch den Zucker- und Fettstoffwechsel. Da lohnt es doch, genau an dieser kleinen Schraube zu drehen. Geben Sie stattdessen etwas Zimt oder ein paar Kardamomkörner in den Kaffee und entdecken Sie noch weitere kleine »Zuckerschrauben«.

Küche aufräumen

Forscher konnten in einer Studie feststellen, dass Probanden in einer unordentlichen Küche eher dazu verführt werden konnten, Süßes zu essen, als in einer aufgeräumten.

Lieblingsgetränk Gänsewein

Also gemeint ist Wasser. Das hat null Kalorien. Für Geschmack kann die Zugabe von Ingwer, einer Scheibe Zitrone, Minze- oder Melissenblättern sorgen. Außerdem kurbelt Wasser die Verdauung an.

Die richtigen Teller und Gläser

Von kleinen Tellern isst man weniger, wie Studien zeigen konnten. Wer auch noch rote Teller verwendet, wird zusätzlich durch die Farbe ausgebremst, zu viel auf den Teller zu packen. Wenn Sie doch mal zu einem kalorienreicheren Getränk greifen, verwenden Sie hohe schmale Gläser. Wir gießen automatisch fast 30 Prozent weniger rein.

Entsorgen Sie die Waage

Ja, ganz richtig, vor allem wenn Sie nur leicht übergewichtig sind. Das ständige Wiegen ist Stress pur. Denn unser Gewicht unterliegt naturgemäß täglichen Schwankungen. Und was passiert bei Stress? Wir schütten das Stresshormon Cortisol aus, das wiederum ein körpereigener Dickmacher ist. Wer abnehmen möchte, sollte sich Zeit dafür nehmen, für stark Übergewichtige ist etwa eine Kleidergröße im Jahr realistisch. Ansonsten: Vertrauen Sie Ihrem Hosenbund und dem Blick in den Spiegel.

SO FUNKTIONIERT'S

In der Box finden Sie außer diesem Booklet 21 Karten mit 7-Minuten-Detox-Tipps für die kommenden 3 Wochen. Schauen Sie sich erst einmal alle an. Mit welchem Tipp Sie starten, bleibt Ihnen überlassen. Sie können die Reihenfolge nach Belieben wählen, je nachdem, was Ihnen gerade besser in den heutigen oder morgigen Kram passt und was Sie vielleicht lieber an einem Wochenende ausprobieren möchten. Folgen Sie allein Ihrem eigenen Lust- und Bauchgefühl. **Das sagen Ihnen die Karten:**

Die Vorderseite

Hier finden Sie kurz und knapp die Beschreibung, was auf dem Detox-Tagesprogramm steht. Und Sie sehen auf einen Blick, was der Tipp für Ihre Gesundheit, die Entspannung, das Wohlbefinden oder die Zufriedenheit mit dem Leben bringt.

Die Rückseite

Da steht, was Sie brauchen, wie es ganz genau geht und was Sie eventuell beachten müssen. Und schon geht's los.

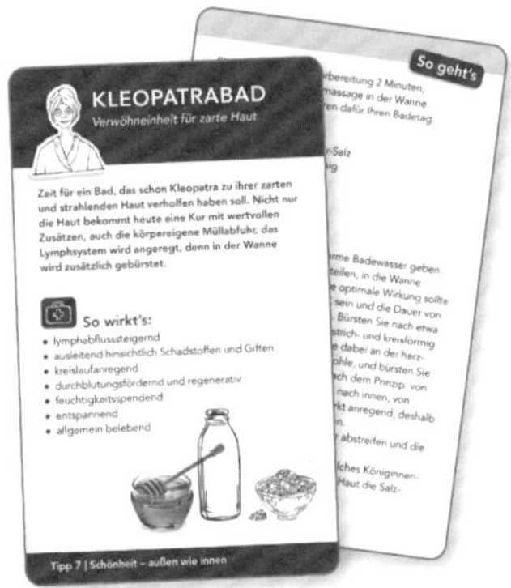

Noch ein Tipp: Vielleicht notieren Sie kurz, was Ihnen besonders gefallen hat, ein Smiley reicht, die Karte kommt nach oben auf den Stapel! Das werden dann Ihre Kandidaten, die Sie unbedingt bald wiederholen möchten. Oder Sie stecken sich sogar die eine oder andere an den Spiegel!

DAS KÖRPEREIGENE DETOX-SYSTEM

Unser Körper hat über Tausende von Jahren großartige Systeme entwickelt, um alles loszuwerden, was er nicht braucht oder ihn krank machen könnte. Die wichtigsten Player bei der Ausleitung von Schadstoffen sind das Duo Leber und Galle, die Nieren sowie der Darm. Auch die Haut und die Lunge mischen bei der Entgiftung mit.

Manchmal brauchen diese Systeme ein bisschen Unterstützung, um ihren Job gut machen zu können. Ein paar Streicheleinheiten für die Haut, Entlastungstage für Leber und Darm oder eine Wasserkur für die Nieren. Denn zugegeben, manchmal muten wir den stillen Putzkolonnen viel zu: Umweltgifte, Alkohol, zu viel Salz und Zucker, zu wenig Schlaf und Bewegung …

Bei meinem Programm geht es vor allem darum, die körpereigenen Entgiftungssysteme auf natürliche Weise zu unterstützen und wieder stark zu machen.

Pro Tag sterben etwa 50 bis 70 Milliarden Zellen in unserem Körper und werden durch neue ersetzt. Allein in einer Sekunde produzieren wir 1 Million neue rote Blutzellen.

→ **Die Leber**

Das größte Chemielabor des Körpers

Sie ist die zentrale Stelle für den Stoffwechsel. Über die Pfortader, eine spezielle Vene, gelangen Nährstoffe aus dem Dünndarm in bestimmte Leberzellen, die sich um die Verwertung kümmern. Je nach Bedarf werden sie dem Körper sofort zur Verfügung gestellt, gespeichert, umgewandelt oder gleich wieder zur Entsorgung vorbereitet. Dafür filtert die Leber alles Blut aus dem Magen-Darm-Trakt. Giftige Stoffe wie Alkohol, Umweltgifte oder Medikamente unterliegen hier einem strengen Kontrollsystem. Damit das alles reibungslos vonstattengeht, werden täglich 2000 Liter Blut durch die Leber geschleust.

Hat die Leber belastende oder unnötige Stoffe mithilfe von Enzymen zerlegt, werden sie zur nächsten Instanz, der Gallenblase und dem darin gespeicherten Saft, weitergeleitet. Die Gallenflüssigkeit wird in den Dünndarm abgegeben und bald gehen die Abfallprodukte des Stoffwechsels ganz irdische Wege nach draußen.

Gute Pflege für die Giftzentrale

Sie entgiftet nicht nur, sondern stellt auch Hormone, Cholesterin und den Gallensaft her. All diese komplexen Prozesse sind natürlich auch störanfällig.

Pausen einplanen: Gönnen Sie der Leber Verschnaufpausen in Form von Entlastungstagen, am besten unterstützt von einem Leberwickel (siehe Karten). Reduzieren Sie Fett und vor allem Alkohol.

Reinigende Mariendistel: Sie enthält den Pflanzenstoff Silymarin, der die Leberzellen stärkt, die Durchblutung verbessert und die Neubildung von Leberzellen aktiviert. Für eine 6-Wochen-Kur eignen sich Kapseln (200 bis 400 mg täglich).

Leber-Lebensmittel: Verwöhnen Sie Ihre Leber mit Artischocken, Avocados, Knoblauch, Kurkuma, Chilis, grünem Blattgemüse, Sprossen (Brokkoli, Radieschen), mit allem, was Bitterstoffe enthält.

Das größte Wunder und gleichzeitig größte Rätsel ist die Regenerationsfähigkeit der Leber. Man kann zwei Drittel des Gewebes entfernen und innerhalb von wenigen Wochen wächst die Leber wieder annähernd zu ihrer ursprünglichen Größe heran. Wenn sie die erreicht hat, stellt sie das Wachstum ein. Verrückt, oder? Und für uns im Ernstfall ein Glück.

→ Der Verdauungstrakt

Die Rohrleitung für alles, was rein- und rausmuss

Die Länge des Verdauungsrohrs variiert. Männer haben vom Mund bis zum Hinterausgang eine »etwas längere Leitung«, im Schnitt 12 Meter, bei Frauen ist sie ein wenig kürzer.

Vom Magen wandert der Speisebrei in den Dünndarm, wo der Nahrung alles entzogen wird, was brauchbar ist, Reste – vor allem Ballaststoffe – wandern in den Dickdarm. Mit im Gepäck: überschüssige Gallensäuren sowie Giftstoffe.

Ballaststoffe sind übrigens auch das beste Reinigungsmittel für den Darm. Die wasserunlöslichen Ballaststoffe (z. B. Zellulose, also Pflanzenfasern) wirken in Kombination mit Flüssigkeit als Quellmaterial, bringen also Masse. Im Magen machen sie satt und im Darm beschleunigen sie den Entsorgungsprozess. Sie »putzen« den Darm wie ein Reinigungsschwamm.

Die wasserlöslichen Ballaststoffe wie Pektin oder Inulin machen Darmbakterien glücklich. Je mehr dieser Stoffe, desto mehr gute Bifidobakterien vermehren sich, legen letzte Hand an bei der Verdauung und sorgen obendrein für ein gesundes Mikrobiom im Darm, das so wichtig ist für unsere Immunabwehr.

Die Oberfläche unseres Darms entspricht 2000 Quadratmetern, eine Fläche, auf der man etwa 200 Autos eng parken könnte.

Auf dem Weg durch das Verdauungsrohr benötigt die Nahrung durchschnittlich 55 Stunden bei Männern und 72 Stunden bei Frauen. Am kürzesten verweilt das Essen im Magen, am längsten, nämlich bis zu 3 Tagen, im Dickdarm.

Die besten Putzmittel für den Darm und für mehr Gesundheit

Ballaststoffe sind nicht nur das effektivste Putzmittel, sondern auch unverzichtbare Gesundheitshelfer. Sie wirken positiv auf den Zucker- und Fettstoffwechsel, die Regulation der Immunabwehr, das Nervensystem, sie beugen Entzündungen vor und verhindern Verstopfung. Die empfohlene Tagesmenge beträgt 30 bis 40 Gramm.

Die Topp 5 (pro 100 g)

Weizenkleie	(45 g)	Schwarzwurzeln	(17 g)
Leinsamen	(39 g)	Haferkleie	(15 g)
Kichererbsen	(21 g)		

Bei mehr als 5 Gramm Ballaststoffanteil pro 100 Gramm gilt ein Nahrungsmittel als ballaststoffreich. Auf abgepackten Lebensmitteln steht der Ballaststoffgehalt meist drauf.

→ **Die Nieren**

Das große Klärwerk des Körpers

Wir haben zwei davon, aber auch mit einer Niere kann man gesund alt werden. Jede Niere reinigt in der Minute mindestens 95 Milliliter Blut. Möglich macht das ein ausgefeiltes System von Mini-Blutgefäßen in den Nierenkörperchen, die über winzige Poren verfügen. Dieses körpereigene Sieb hält alle Stoffe auf, die nichts im Körper zu suchen haben. Dabei »unterscheiden« die Nieren ganz präzise, welche Stoffe Abfall sind und welche nicht. Wichtige Substanzen wie Mineralien werden nämlich wieder in den Körperkreislauf geschickt. Der herausgefilterte Rest kommt ins Harnsystem und wird schließlich über die Blase entsorgt.

UNGLAUBLICH!

Die Nieren wachen auch über die lebenswichtige Balance zwischen der Salz- und Wassermenge im Körper. Registrieren sie zu viel Salz im Blut, dann bleibt es im Filtersystem hängen und wird ebenfalls in die Blase befördert. Umgekehrt reagieren die Nieren sofort, sollte zu wenig Salz im Angebot sein. Dann gewinnen sie es aus dem Urin zurück, bevor er den Körper verlässt.

Damit Ihnen nichts so schnell an die Nieren geht

Ranhalten: Trinken Sie 1,5 bis 2 Liter täglich, damit die Nieren gut durchgespült werden. So bleiben auch garantiert keine Gifte im Körper.

Warmhalten: Nieren brauchen Wärme, damit sie gut durchblutet sind. Nur so können sie optimal entgiften und auch selbst regenerieren.

Fernhalten: Zuckerkonsum begünstigt die Steinbildung. Auch zu viel Salz macht den Nieren zu schaffen. Sie müssen mehr schuften, um den Mineralstoffhaushalt wieder auszugleichen.

Die besten »Spülmittel« für die Nieren

- Petersilie
- Spargel
- Kresse
- Sellerie
- Birnen
- Erdbeeren
- Johannisbeeren
- Löwenzahn

Besonders zu empfehlen in Nieren-Blasen-Tees sind: Brennnessel, Goldrute und Birkenblätter.

Nieren-Smoothie als Kur

- ¼ Bund glatte Petersilie
- 25 g Wildkräuter (Brennnessel, Löwenzahn, Giersch)
- 150 ml Wasser
- 1 reife Birne (entkernt, in Stücke geschnitten)
- 25 g Johannisbeeren
- 1 EL frisch gepresster Zitronensaft

Die zerkleinerten Kräuter mit dem Wasser im Mixer kurz pürieren, dann Birnen, Johannisbeeren und Zitronensaft dazugeben und erneut mixen, bis ein homogener Drink entstanden ist, eventuell noch mit etwas Wasser verdünnen.

→ Die Haut

Tolle Verpackung für alles, was geschützt werden muss

Die Haut ist eine sehr edle und effektive Verpackung. Sie schützt die inneren Organe und Strukturen vor schädlichen Einflüssen, ob vor Strahlen, Druck, Keimen, Austrocknung, Kälte oder Hitze. Tief in der Haut werden jeden Tag neue Zellen gebildet, die im Verlauf von 4 Wochen an die Oberfläche gelangen. Gleichzeitig befreien wir uns täglich von Abermillionen abgestorbener Hautzellen, ohne dass wir es bemerken.

Zu den wichtigsten Funktionen der Haut zählt die Ausscheidung von Schweiß. Eine geniale Erfindung der Natur, um den Körper vor Überhitzung zu schützen. Die Haut kann bis zu 10 Liter Schweiß pro Tag absondern. Mit ihm werden zudem Giftstoffe aus dem Körper befördert. Deshalb wird die Haut auch als »dritte Niere« bezeichnet.

Im Team sorgen Talg- und Schweißdrüsen für den Säureschutzmantel, der unsere Verpackung selbst schützt.

Wir verlieren an einem Tag 24 Millionen abgestorbener Hautzellen!

Die besten Detox-Mittel für die Haut

Flächenmäßig ist die Haut das größte Entgiftungsorgan. Sie können es auf vielfältige Weise unterstützen.

Schwitzen

Na klar, denkt man dabei sofort an Sport. Aber wie wär's mal mit Tanzen oder mit dem neuen Bewegungstrend Hula-Hoop (siehe Karten)?

Saunahitze öffnet die Poren, wodurch Stoffwechselprodukte und Giftstoffe effektiver aus dem Körper ausgeschieden werden.

Die Scharfstoffe im Ingwer heizen genauso ein wie Pfeffer oder Chili. Verwenden Sie die Scharfmacher je nach persönlicher Verträglichkeit. Für ein Ingwerwasser reichen 2 × 2 cm Ingwer (in Scheiben geschnitten) auf 1 Tasse heißes Wasser, je länger es zieht, desto schärfer wird es.

Pflegen

Tägliches Duschen und 1 bis 2 Bäder wöchentlich, helfen der Haut, abgestorbene Zellen loszuwerden. Pflegende Badezusätze nähren sie.

Rubbeln

Mit einem wöchentlichen Peeling werden Sie alte Schuppen noch schneller los (siehe Karten).
Zudem regt es die Durchblutung, den Lymphfluss sowie die Zellerneuerung an und hilft der Haut, Pflegeprodukte besser aufzunehmen.

→ Die Lunge
Perfekte Apparatur für den Gasaustausch
Ohne Sauerstoff (O_2) läuft nichts. Die Lunge ist unser Tank für diesen lebenswichtigen Stoff. Von hier aus gelangt O_2 über das Blut in alle Zellen. Und aus den Zellen schleust das Blut CO_2 zurück in die Lunge, das wir dann als Kohlendioxid ausatmen.
Mittels komplexer Vorgänge hilft die Lunge auch, die Atemwege von Umweltgiften, krank machenden Organismen und Reizstoffen zu reinigen. Wir husten die schädlichen Stoffe ab oder atmen sie wieder aus. Dazu gehören Alkohol, Stoffwechselgifte

und Narkosegase. Man riecht es oft am Atem. Bei
Alkohol gibt's dann die berühmte »Fahne«.

Auch Krankheiten kann man riechen. Diabetiker
verströmen, vor allem bei starker Überzuckerung,
den Geruch von Aceton. Ein grippaler Infekt verursacht muffige Atemluft, weil sich Viren und Bakterien von alten Schleimhautzellen ernähren. Und das
Bakterium Helicobacter pylori, das im Magen Ge-
schwüre verursacht, kann man ebenfalls über einen
Atemtest diagnostizieren.

Den Sauerstofftank beim Entgiften unterstützen

Ein Erwachsener atmet ca. 15-mal pro Minute ein
und aus, 20 000 Liter Luft strömen täglich durch
die Atemwege.

Bewegt leben

Bei körperlicher Anstrengung, vor allem Sport, wird
der Atem tiefer und schneller, sodass auch mehr
Giftstoffe über die Lunge ausgeschieden werden.

Frische Waldluft

Sie ist bis zu 90 Prozent reiner als Stadtluft und
dazu ein tolles Dufterlebnis! Wir atmen den frischen
Sauerstoff, den die Bäume produzieren, sowie die
zahllosen chemischen Verbindungen (Terpene), die
alle Pflanzen verströmen, ein. Ein Waldspaziergang

stärkt sowohl die Lungenkapazität als auch das Immunsystem und baut Stress ab.

Herzhaft lachen

Lachen tut der Seele (siehe Karten), aber auch der Lunge gut. Beim Lachen atmen wir sehr tief und lang ein und pressen die Luft dann stoßweise heraus. Dabei weiten sich die Lungenflügel, sie nehmen drei- bis viermal mehr Sauerstoff auf als normalerweise, die gesamte Muskulatur des Brustkorbs wird gedehnt und auch die Bronchien weiten sich.

→ Das Lymphsystem
Die körpereigene Müllabfuhr

Der Blutkreislauf und das Lymphsystem sind die beiden wichtigsten Transportsysteme im Körper. Sie sind eng miteinander vernetzt und laufen oft nebeneinander. So befördert das Lymphsystem Stoffe, die zu groß für den Blutkreislauf sind, beispielsweise langkettige Fettsäuren.

Aber es ist auch Filterstation und Gesundheitswächter. Auf ihrem Weg durch die Gewebe nimmt die Lymphe Stoffwechselabfälle, Zelltrümmer, Eiweiß und Fremdstoffe auf, die nicht in den Blutkreislauf gelangen dürfen.

In Lymphknoten wird die Lymphflüssigkeit gereinigt. Darin enthaltene Viren, Bakterien oder Zellreste werden zerstört. Die perfekte Müllabfuhr für unseren Körpers. Funktioniert dieses System nicht richtig, bilden sich Flüssigkeitsansammlungen, sogenannte Lymphödeme.

Sie treten am häufigsten an Armen und Beinen auf, die dann anschwellen. Das kann man mit einer Art Stau vergleichen.

Etwa 600 Lymphknoten befinden sich im ganzen Körper. Sie sind oft nur stecknadelgroß, maximal erreichen sie die Größe einer Bohne. Besonders zahlreich sind sie am Hals und unter den Achseln.

Staus im Lymphsystem verhindern

Es gibt viele Möglichkeiten, das Lymphsystem vor Staus zu schützen.

Pflege

Massagen mit Peeling-Substanzen, morgendliches Trockenbürsten oder Bürstenmassagen in der Wanne (siehe Karten). Außerdem helfen regelmäßige Wechselduschen und das Benutzen naturbelassener Kosmetika.

Ernährung

Bevorzugen Sie basische Lebensmittel, also Gemüse, Hülsenfrüchte, Nüsse und zuckerarmes Obst. Damit verhindern Sie entzündliche Prozesse im Körper, die auch immer zu Wassereinlagerungen führen.

Bewegung

Bewegungsarmut macht das Lymphsystem träge und sabotiert so die Entgiftungsarbeit.

So aktivieren Sie gezielt die Lymphknoten:

Im Kopf-Hals-Bereich: Singen Sie öfter mal. Dabei werden alle Muskeln des Halses und ein großer Teil der Kopfmuskulatur beansprucht. Sie wirken wie eine Pumpe, die die Reinigung der Lymphknoten antreibt. Lachen wirkt übrigens ganz ähnlich (siehe Karten).

Im Bauchbereich: Alles, was die Bauchmuskeln anstrengt (siehe Karten), trägt über die Bauchmuskelpumpe zur Anregung des Lymphflusses bei.

Im Beinbereich: Bringen Sie die Wadenpumpe in Schwung mit Gehen, Wandern oder Tanzen (siehe Karten).

→ Zellebene

Die besten Waschmittel für saubere Zellen auf einen Blick

Wir merken nichts davon, alles geschieht quasi im Verborgenen. Aber auf der Zellebene sind Reinigungskolonnen unermüdlich dabei, für Sauberkeit zu sorgen. Gleich Detektiven suchen sie fehlgefaltete Proteine und beschädigte Zellbestandteile. Haben sie diese aufgespürt, werden sie im zelleigenen Wertstoffhof zerlegt und wieder als Baumaterial oder als Brennstoff für die Zelle verwendet. Man nennt das Autophagie.

Ohne diese zelleigene Reinigung würde der Abfall die Zelle vermüllen und über kurz oder lang die reibungslose Funktionsweise zerstören.

Eine gut funktionierende Zellreinigung lässt uns länger leben. Denn sie schützt vor Entzündungen, stärkt das Immunsystem und beugt Depressionen vor.

Für die Entdeckung des genauen Mechanismus hat der Japaner Yoshinori Ohsumi im Jahr 2016 den Medizin-Nobelpreis erhalten.

UNGLAUBLICH!

Unser Körper besteht aus rund 100 Billionen Zellen. Und die werden alle einem ständigen Reinigungsprozess unterzogen, bevor sie durch neue ersetzt werden. Das große Wunder in winzigen Zellen!

Die besten Waschmittel für saubere Zellen auf einen Blick

Intervallfasten: Damit die Zelle während der Nahrungspause (etwa 16 bis 36 Stunden, je nach gewähltem Rhythmus) Energie produzieren kann, nimmt sie alte oder defekte Bestandteile aus sich selbst, verbrennt sie und reinigt sich dadurch. Große Wäsche sozusagen.

Ansonsten: Nicht bis zum Anschlag essen, sondern bei 80 Prozent Magenfüllung aufhören.

Bewegung: Aktiviert über die Muskelarbeit ein -Enzym, das den Energiehaushalt der Zellen überwacht. Bewegung löst wie das Fasten das Kommando aus, die Autophagiemaschine anzuwerfen.

Kaffeesäure: Dieser auch im entkoffeinierten Kaffee enthaltene sekundäre Pflanzenstoff, kurbelt die Autophagie an, wie Grazer Wissenschaftler herausgefunden haben.

Spermidinhaltige Lebensmittel

Die Substanz Spermidin, ein Eiweißstoff, der auch im männlichen Sperma vorkommt, verstärkt die Autophagie, verlangsamt so Alterungsprozesse in den Zellen und erhält sie gesund (siehe Karten).

Besonders spermidinreiche Lebensmittel:

- Weizenkeime
- Pilze
- Sojabohnen (v. a. fermentiert)
- Kürbiskerne und Nüsse
- reifer Käse
- Zitrusfrüchte (v. a. Grapefruit)
- Trauben, Birne

DETOX FÜR DIE SEELE – STRESS ABBAUEN

Unser Leben besteht idealerweise aus einem Wechsel zwischen Anspannung und Entspannung. Das hat die Natur so vorgesehen. Doch dieses Wechselspiel ist bei vielen Menschen heute gestört. Denn Stressoren lauern überall. Das beginnt schon morgens mit dem erbarmungslosen Weckerklingeln.

Die 3 Komponenten von Stress:

- **Stressoren:** Das sind äußere Faktoren unserer Umwelt sowie an uns gestellte Anforderungen und belastende Bedingungen wie Zeitdruck, Leistungsdruck im Job, Familie, Krankheit, Lärm oder auch schlechte Luft.
- **Stressreaktionen:** Sowohl der Körper als auch die Psyche müssen irgendwie mit Stress umgehen. Typische Reaktionen sind erhöhter Puls, hoher Blutdruck, Nervosität, innere Unruhe, aber auch Fehleranfälligkeit, ein schwächeres Immunsystem, Hilflosigkeit, Grübeln sowie Ängste.
- **Stressverstärker:** Auch wir selbst tragen unseren Anteil am Stress, denn unsere eigenen Einstellungen, Werte, unsere Glaubenssätze und Gedanken haben Einfluss darauf, ob wir Situationen als stressig erleben oder nicht. Den größten Druck machen wir uns in der Regel selbst.

5 Strategien für weniger Stress:

Für Stressausgleich sorgen

Dazu zählen Lachen, Sport, Bewegung an frischer Luft, Singen, Tanzen, Ausgehen, Meditieren u. v. m.

Optimieren Sie das Stressmanagement

Setzen Sie Prioritäten und konzentrieren Sie sich auf das Wichtige. Suchen Sie Unterstützung, geben Sie Verantwortung ab und sagen Sie auch öfter mal Nein (siehe Karten).

Stressverstärker runterfahren

Schrauben Sie den eigenen Perfektionismus zurück, lenken Sie die Aufmerksamkeit auf das Hier und Jetzt und konzentrieren Sie sich auf das, was möglich ist. Akzeptieren Sie Unabänderliches (siehe Karten). Machen Sie sich das Positive bewusst.

Entgiften Sie den digitalen Alltag!

Wir »schenken« durchschnittliche 3 Stunden täglich dem Smartphone Aufmerksamkeit. Gehen Sie öfter offline! Nutzen Sie die gewonnene Zeit für sich, für die Familie und Freunde.

Üben Sie Nachsicht

Vor allem mit sich selbst. Vergleichen Sie sich nicht mit anderen, das bringt unnötigen Stress. Vergleichen Sie sich höchstens mit sich selbst und schauen Sie, was Sie vielleicht besser als vor 10 Jahren können.

SCHLAF, DAS GROSSE SCHÖNHEITS- UND ERNEUERUNGSPROGRAMM

Auch wenn es nicht danach aussieht: Es passiert sehr viel, während wir schlafen. Wir verbrauchen dabei fast genauso viel Energie wie am Tag. Da wird regeneriert und repariert, verdaut und entsorgt, was das Zeug hält. Und alles ohne unser bewusstes Dabeisein.

Das Gehirn auf Reinigungskurs

In den Tiefschlafphasen ackert unser Gehirn fast so emsig wie im Wachzustand. Es verarbeitet und ordnet die Eindrücke des Tages. Erlerntes und Erlebtes wird in das Langzeitgedächtnis übertragen. Außerdem wird nachts auch ganz praktisch Platz geschaffen, um am nächsten Tag neue Informationen speichern zu können. Dafür schrumpfen Verbindungen zwischen den Nervenzellen, sogenannte Synapsen, um etwa 20 Prozent. Zudem läuft im Schlaf ein großes Reinigungsprogramm ab, das giftige Abfälle des Gehirnstoffwechsels entsorgt. Experten halten es für wahrscheinlich, dass einige dieser nicht entsorgten Abbau- und Abfallstoffe für die Entstehung der Parkinson- und der Alzheimer-Erkrankung mitverantwortlich sind.

Problemlöser Schlaf

Über Nacht erscheinen verzwickte Situationen plötzlich in einem neuen Licht, die Lösung für ein kompliziertes Problem fällt uns wie die sprichwörtlichen Schuppen von den Augen und in unserem Kopf hat sich eine kreative Idee eingepflanzt. Der altbekannte Ratschlag »Erst mal drüber schlafen« ist tatsächlich hilfreich – das hat auch die Wissenschaft bewiesen. Denn um auf die Lösung zu kommen, müssen Sie die Informationen neu strukturieren – zum Beispiel, indem Sie andere Zusammenhänge zwischen ihnen finden.

Studien belegen, dass diese Art der Restrukturierung oft im Schlaf stattfindet. Damit scheint die nächtliche Ruhepause entscheidend für neue Blickwinkel und Ideen zu sein.

Neubau, Umbau, Abbau – die große Reparatur

Im Schlaf hat das Wachstumshormon (Growth Hormone = GH) im wahrsten Sinne des Wortes seine Hochzeit. Es ist für Wachstum und Reifung nahezu aller Gewebe, einschließlich des Längenwachstums in der Kindheit, erforderlich.

Es reguliert darüber hinaus Stoffwechselvorgänge wie die Blutzuckerbildung ebenso wie den Fettabbau oder den Knochen- und Muskelaufbau.

Außerdem sorgt es dafür, dass beschädigtes Gewebe repariert wird und die Körperzellen regenerieren.

Da diese Wachstums- und Regenerationsprozesse viel Energie brauchen, finden sie vor allem in der Nacht statt, denn dann wird besonders viel Wachstumshormon produziert.

Sichtbar frischer und schöner

Das Wachstumshormon sorgt auch für eine Glättung der Haut, durch eine ausreichende Verteilung von Gewebswasser. Das Gesicht profitiert davon besonders. Ausgeruhte Menschen wirken frischer als unausgeschlafene. Und sie wirken attraktiver auf andere Menschen, wie eine schwedische Studie belegt.

Übrigens sind wir morgens etwa 2 cm größer. Der Grund: die Bandscheiben erholen sich und nehmen vermehrt Flüssigkeit auf.

Nachts kommt das Immunsystem auf Touren

Es werden in großer Zahl immunaktive Stoffe ausgeschüttet. Ohne dass wir es merken, bekämpfen sie Krankmacher und ersticken so viele kleinere Infektionen im Keim. Dafür benötigt das Immunsystem etwa 5 Stunden in der Nacht. Umgekehrt signalisiert der Körper bei einer Infektion ein erhöhtes Schlafbedürfnis und will sich im wahrsten Sinne des Wortes gesund schlafen.

Schlank im Schlaf

Das Schlafhormon Melatonin senkt die Ausschüttung von Insulin. Ein gestörter Tag-Nacht-Rhythmus stört diese Balance empfindlich. Auch Leptin, das Hormon für das Sättigungsgefühl, wird im Schlaf produziert und reduziert die Ausschüttung von Ghrelin, welches wiederum tagsüber für Hungergefühle zuständig ist. Werden diese fein regulierten Systeme – etwa durch Jetlag oder Schichtarbeit – durcheinandergebracht, bleibt das nicht ohne Folgen. Menschen mit wenig Schlaf oder mit häufigen nächtlichen Tätigkeiten haben eine höhere Wahrscheinlichkeit, übergewichtig zu werden. Umgekehrt, kann ein Leben im Einklang mit dem Schlaf-wach-Rhythmus auch Gewichtsprobleme vermeiden.

Entgiftung und Verdauung

In der nächtlichen Chemiefabrik wird natürlich auch entgiftet und verdaut. Einige dieser Stoffe geben wir nachts mit etwa einem halben Liter Schweiß über die Haut ab. Sehr aktiv ist die Leber in der Nacht und am frühen Morgen der Dickdarm. Ein Glas warmes Wasser nach dem Aufstehen gleicht den Flüssigkeitsverlust über Nacht aus und regt die morgendliche Verdauung an.

Die Folgen von Schlafmangel

Insgesamt findet ein Drittel der Deutschen nicht richtig in den Schlaf oder schläft nicht tief genug. Bekommt der Körper über einen längeren Zeitraum zu wenig nächtliche Erholung, hat das Folgen:

- Die körperliche und geistige Leistungsfähigkeit nimmt ab.
- Das Risiko für Schlaganfälle steigt.
- Gewichtsprobleme nehmen zu.
- Die Gefahr für eine Erkrankung an Diabetes Typ 2 ist erhöht.
- Herz-Kreislauf-Erkrankungen nehmen zu.
- Es kommt schneller zu Burn-out oder Depressionen.
- Alzheimer und Parkinson werden begünstigt.
- Das Darm- und Brustkrebsrisiko wächst.
- Bei Männern wird die Spermienproduktion geringer.
- Die Anfälligkeit für Infektionen ist erhöht.

Gut schlafen und die Akkus aufladen

Gut schlafen ist mit folgenden Tipps kein frommer Wunsch:

Essen für eine gute Nacht

Empfehlenswert sind leichte Suppen, Gemüsegerichte oder ein Porridge ungefähr 4 Stunden bevor Sie schlafen gehen. So hat der Körper ausreichend

Zeit zu verdauen, was übrigens besser und schneller mit warmem Essen geht. Weniger Verdauungsstress erleichtert die Produktion des Schlafhormons Melatonin.

Schlaffördernde Lebensmittel

Für die Bildung von Melatonin ist die Zufuhr der Aminosäure L-Tryptophan wichtig.
Hier die Top 7 der Lebensmittel, die reich an Tryptophan sind: Mozzarella, Sojabohnen, Parmesan, Kürbiskerne, Haferkleie, Weizenkeime, Rindfleisch.

Hilfe aus der grünen Apotheke

Ein warmes Fußbad und/oder eine Einreibung mit Lavendelöl (10 %) auf der Brust wirken beruhigend. Tees mit Melisse, Kamille oder Baldrian sind gute Helfer für die Nacht.

Zettel am Bett

Bevor Sie sich schlafen legen, notieren Sie alles, was Sie unbedingt am nächsten Tag erledigen wollen. Damit entlasten Sie Ihr Gehirn.

Nasse Strümpfe (siehe Karten)

Dieses Hausmittel ist eine ganz einfache, aber garantiert wirksame Einschlafhilfe.

AYURVEDISCH ENTGIFTEN

Detox-Kuren sind keine Erfindung der Neuzeit, sondern finden sich in vielen Kulturen, ob das 40-tägige Fasten vor Ostern im Christentum, das indianische Ritual der Schwitzhütten oder die ausgeklügelten ayurvedischen Reinigungsmaßnahmen. Im Ayurveda mit seiner jahrtausendalten Geschichte wird der inneren und äußeren Entgiftung große Bedeutung beigemessen. Denn nach ayurvedischer Lehre führt die Anhäufung von Unreinheiten im Körper zu Erkrankungen. Deshalb spielen reinigende Rituale im Alltag ebenso eine Rolle wie bei der Behandlung von Krankheiten. Die »königliche« Entgiftungskur ist die mehrwöchige Panchakarma-Therapie, die nichts mit einem Wellnessprogramm zu tun hat, sondern einen völligen Reset der Körpersysteme im Blick hat. Es geht um die Befreiung von schädlichen Stoffen in den Geweben durch zu viel und schlecht verdautes Essen, von Toxinen aus der Umwelt, von Rückständen aus Kosmetika oder Medikamenten. Da geht es ans Eingemachte mit Einläufen, therapeutischem Erbrechen, Aderlass und diätischen Vorschriften. Das sollte man nur in entsprechenden Kliniken machen.

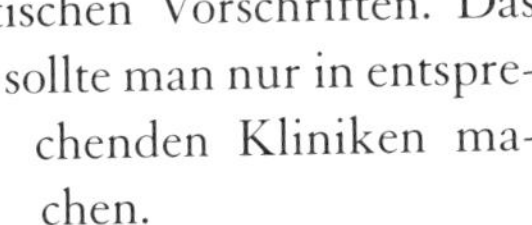

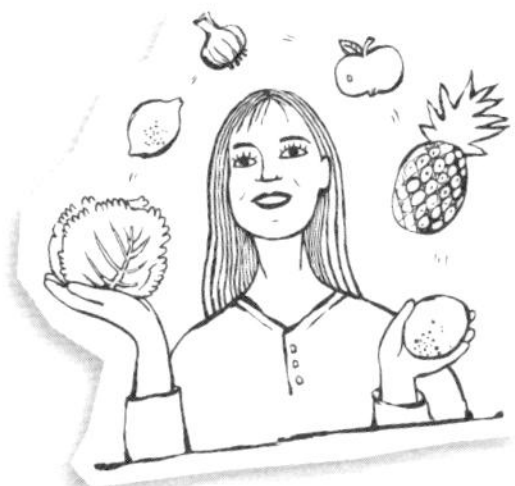

Strategien für den Alltag

Zu den klassischen Morgenritualen im Ayurveda gehört das Trinken von einem Glas warmem Wasser, um die Verdauung in Gang zu setzen. Als Kur zum besseren Entgiften wird das Trinken von heißem Wasser über den Tag verteilt empfohlen (siehe Karten). Für die tägliche Entgiftung wird im Ayurveda auch das Trinken von **Kardamomwasser** nach einem ganz bestimmten Rhythmus empfohlen. Kardamom unterstützt den Verdauungsprozess, wirkt harntreibend und hilft dadurch den Nieren, Abfallstoffe und Gifte aus dem Körper auszuleiten.

So geht's:

Öffnen Sie eine Kardamomkapsel, geben Sie 3 bis 4 Samenkörner in 1 Liter Wasser und kochen Sie alles 2 bis 3 Minuten. Das Wasser in eine Thermoskanne füllen und so trinken: 1 Glas morgens nach dem Aufstehen auf nüchternen Magen. Danach 30 Minuten bis zum Frühstück warten. Das zweite Glas gibt es eine halbe Stunde vor dem Abendessen und das dritte vor dem Schlafengehen (mindestens 2 Stunden Abstand zwischen den beiden).

Detox für den Mund: Ölziehen

Im Mundraum sammeln sich, vor allem über Nacht, Giftstoffe aus dem Verdauungstrakt. Traditionell wird für die Mundspülung Sesamöl verwendet. Nehmen Sie 1 bis 2 Esslöffel davon in den Mund und bewegen Sie das Öl etwa 5 Minuten mit kauenden Bewegungen durch den Mund und die Zähne hin- und her, danach ausspucken, mit warmem Wasser spülen.

Nun ganz normal die Zähne putzen. Ölziehen entsorgt nicht nur Giftstoffe und Keime aus dem Mundraum, es verhindert Entzündungen sowie schlechten Mundgeruch.

Noch mehr Öl

Zum morgendlichen Entgiftungsritual gehört im Ayurveda auch die Pflege der Nasenlöcher mit Öl. Dafür 1 bis 2 Tropfen Sesamöl oder spezielles ayurvedisches Nasenöl in jedes Nasenloch geben (entweder mit einer Pipette oder ganz einfach den kleinen Finger nehmen). Diese Pflege verhindert das Austrocknen und schützt so vor dem Eindringen von Viren. Auch die Ohren mit Öl pflegen. Dafür die Ohrmuscheln und -läppchen gut ölen und leicht massieren.

Gönnen Sie sich auch öfter mal eine Ganzkörpereinreibung mit Sesamöl.

Fitmacher Kurkuma

In der ayurvedischen Lehre galt und gilt die Kurkumawurzel als energiespendend und reinigend. In der alten vedischen Schrift Charaka Samhita wird die Gelbwurz als »Lekhaniya« (Fett abbauend, schlank machend), »Kushthaghna« (entzündliche Hauterkrankungen heilend) und »Vishaghna« (Gifte neutralisierend, als Gegengift wirkend) beschrieben. Wissenschaftliche Studien zu den heilsamen Wirkungen von Kurkuma haben in den letzten Jahrzehnten altes Wissen bestätigt und viele neue Erkenntnisse gebracht.

Kurkuma-Milch

Dieses ayurvedische Hausmittel reinigt das Blut, wirkt entzündungs- und keimhemmend.

- 300 ml Milch/ Pflanzendrink
- 1–3 Teelöffel Kurkumapulver
- 1 Stück Ingwer (ca. 2 cm groß; je mehr Sie verwenden, desto schärfer wird das Getränk)
- ¼ TL Pfeffer aus der Mühle
- ¼ TL Zimtpulver
- 1 Prise gemahlene Muskatnuss
- Agavendicksaft oder Honig

Geben Sie die Zutaten in einen Mixer oder in ein hohes Gefäß und pürieren Sie alles, bis die Masse eine feine Konsistenz hat. Warm schmeckt und wirkt die Milch am besten, am einfachsten in einem automatischen Milchaufschäumer erwärmen und aufschäumen.

GESUNDHEIT IN DIE
EIGENE HAND NEHMEN

»Wer nicht jeden Tag etwas Zeit für seine Gesundheit aufbringt, muss eines Tages sehr viel Zeit für die Krankheit opfern.« Dieses Zitat stammt vom »Wasserdoktor« Sebastian Kneipp (1821–1897), dessen Leben selbst Beispiel für diese Erkenntnis ist. Nur, weil er auf der Suche nach einer Therapie gegen seine Tuberkulose nichts unversucht ließ, sprang er täglich in die kalte Donau und damit dem Tod von der Schippe.

Eine Lösung ganz anderer Art fand der amerikanische Wissenschaftsjournalist Norman Cousins (1915–1990). Anfangs der 70er-Jahre erkrankte er an einer äußerst schmerzhaften Wirbelsäulenentzündung mit sehr schlechter Überlebensprognose. Vor allem negative Gemütszustände, das wusste man, feuern die Krankheit zusätzlich an. Was tat Cousins? Er drehte den Spieß um und verordnete sich tägliches Lachen, zum Beispiel durch das Schauen lustiger Filme (siehe Karten). Seine Schmerzen ließen tatsächlich spürbar nach, wenn er etwa 10 Minuten lang intensiv gelacht hatte. Er gilt als der Begründer therapeutischen Lachtherapie und schrieb den Bestseller *Der Arzt in uns selbst.*

Vertrauen in die Selbstheilungskräfte

So, wie unser Körper eigene Detox-Systeme beschäftigt, finden auch ständig Reparaturprozesse statt, die sogenannte Selbstheilung. Unter normalen Umständen vor allem in der Nacht, aber auch in Akutsituationen werden augenblicklich körpereigene »Sanitäter« losgeschickt. Bei Verletzungen der Haut wird sofort die Blutgerinnung angepasst und »dickeres« Blut verklebt die offene Wunde. Husten und Schnupfen sind Heilreaktionen des Körpers, um unerwünschte Stoffe oder Keime loszuwerden und im Innern setzt das Immunsystem Abwehrtruppen gegen schädliche Eindringlinge in Gang.

Meine 7-Minuten-Tipps zielen genau auf die Stärkung dieser uns innewohnenden Heilkräfte, die ganz viel im Verborgenen tun, uns quasi ganz unbemerkt vor Krankheiten schützen.

Die Beispiele von Kneipp und Cousins zeigen, dass es verschiedene Wege der Heilung bzw. des Gesundbleibens gibt: über den Körper sowie über den Seele-und-Geist-Bereich. Denn alles hängt mit allem zusammen. Das ist das Wunderbare. Deshalb finden Sie in dieser Box genau solch eine Mischung.

Selber aktiv sein statt Pulver und Pillen

Der Detox-Boom ist für viele Hersteller ein einträgliches Geschäft. Da werden ganz einfache (und oft sehr preiswerte) Stoffe wie Vitamine, Gewürze oder Kräuter, Mineralstoffe, Früchte oder Tees in verschiedenen Zubereitungsarten als teure Säfte, Kapseln oder Pillen angeboten. Es gibt auch Detox-Produkte auf Basis von Zeolithen. Das sind Vulkanmineralien, deren Wirkung darauf beruht, dass sie wie eine Art mineralischer Schwamm Substanzen binden. Dabei unterscheiden Zeolithe jedoch nicht zwischen Schadstoffen und Nährstoffen. Das heißt, sie fangen auch für die menschliche Ernährung wichtige Vitamine und Mineralstoffe ab. Bei amtlichen Kontrollen fielen Nahrungsergänzungsmittel mit Zeolithen wegen hoher Blei- und Aluminiumgehalte auf. Zu Detox-Produkten und entsprechend beworbenen Nahrungsergänzungsmitteln gibt es keine wissenschaftlichen Studien.

Mein Detox-Programm setzt deshalb nicht auf Pillen und Pulver, sondern auf die Kraft des Körpers und die Möglichkeiten, Geist und Seele zu stärken.

WAS HAT FÜR MICH FUNKTIONIERT?

Es werden hoffentlich 3 spannende Wochen für Sie mit vielen Entdeckungen, wie das Leben gesünder, stressfreier und erfüllter werden kann. Und das mit dem kleinen Aufwand von 7 Minuten am Tag.

Da sind wir bei einem Geheimnis von Veränderungen: Jeder kleine Schritt zieht den nächsten hinterher. Wenn Sie nur 5 meiner Tipps tatsächlich in Ihren Alltag integrieren, werden Sie das nach einiger Zeit gar nicht mehr als Extraaufwand registrieren. Dann gehören das Jungbrunnen-Müsli, der morgendliche Schönheitsguss oder das »Öfter-mal-Lachen«zu Ihren Routinen. Und Sie werden merken, dass es Ihnen besser geht.

Das motiviert, wieder einen Schritt zu gehen. Vielleicht, endlich zu entrümpeln oder das Neinsagen zu üben. Und werfen Sie nicht gleich die Flinte ins Korn, wenn's mal nicht so gut läuft. Seien Sie nachsichtig mit sich selbst, Veränderung braucht Zeit.

Wenn Sie Lust verspüren, können Sie ja auch ein kleines Tagebuch über diese 3 Wochen schreiben, kurz natürlich. Das könnte doch interessant sein, was jeder ausprobierte Detox-Tipp bei Ihnen ausgelöst hat.

Also, auf geht's, die nächsten 3 Wochen gehören Ihnen und Ihrer Gesundheit. Jeden Tag ein kleines bisschen mit verblüffender Wirkung. Ihr Körper wird die Gelegenheit nutzen zu detoxen, sich zu befreien, von dem, was er nicht braucht, und sich das holen, was ihm fehlt. Egal ob Mineralien aus dem etwas anderen Essen oder Ruhe durch die ein oder andere Entspannung. Er wird aktiviert werden durch kleine Bewegungseinheiten, aber auch durch eine andere Haltung zu manchen Dingen. Ihre Organe werden sich freuen und Sie sich hoffentlich auch. Nehmen Sie die Karten und dieses Booklet zur Hand, falls Sie mal wieder das Bedürfnis haben, etwas für sich zu tun. Und dann nichts wie los.

7 Minuten reichen.

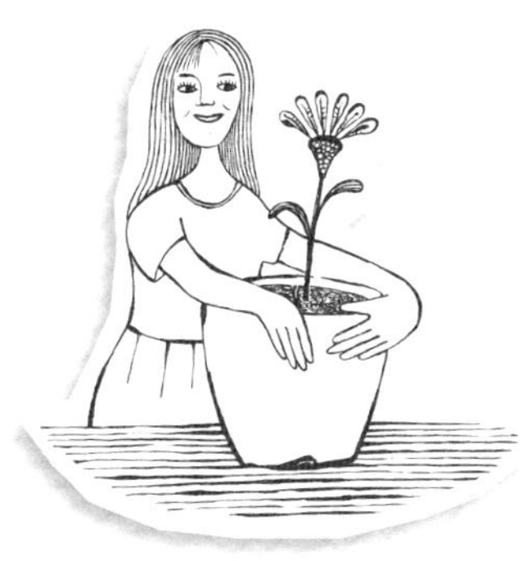

Franziska Rubin
7 Minuten am Tag

TV-Moderatorin und Ärztin Dr. med. Franziska Rubin hat es getestet: Nur 7 Minuten am Tag reichen, um aufzutanken, sich energiegeladener, gesünder und attraktiver zu fühlen. In ihrem neuen Gesundheits-Ratgeber erzählt die Bestsellerautorin, wie sie jeden Tipp erlebt hat und wie man mit etwas Experimentierfreude und guter Laune gesündere Verhaltensweisen so in den Alltag einbauen kann, dass sich daraus gute Gewohnheiten entwickeln – das Ganze natürlich ohne erhobenen Zeigefinger und mit viel Humor. Für 7 Wochen gibt es je 7 Tipps aus den Bereichen Gesundheit, Ernährung, Selbstreflexion, Bewegung, Ich und Du, Achtsamkeit und Schönheit. Und jeder dauert nur 7 Minuten – versprochen!

Mit vielen originellen, erprobten Mini-Rezepten, Übungen und Anregungen mit Aha-Effekt für jeden Tag.

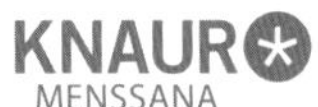